APPLICATION

DYNAMOTHÉRAPIQUE

ET LA

Médecine Naturelle

par

Le Docteur GELMA

de la Faculté de Paris

PRIX : DEUX FRANCS

TROYES

IMPRIMERIE GUSTAVE FRÉMONT

Rue Urbain IV, 85

—

1905

APPLICATION DYNAMOTHÉRAPIQUE

ET LA

Médecine Naturelle

par

Le Docteur GELMA

de la Faculté de Paris

PRIX : DEUX FRANCS

TROYES

IMPRIMERIE GUSTAVE FRÉMONT

Rue Urbain IV, 85

1905

Application Dynamothérapique

ET LA

Médecine Naturelle

PAR

LE DOCTEUR GELMA

De la Faculté de Paris

AVANT-PROPOS

—

La génération actuelle se fait difficilement une idée de la somme d'efforts et de travail que nos aînés ont dû dépenser pour arriver à conquérir, sur la Nature, tous les bienfaits de l'heure présente.

Voyez ce que nous montre l'Électricité, cette force moderne dont on n'a pas encore complètement sondé la mystérieuse puissance et à laquelle, cependant, la Thérapeutique a su dérober les secrets de guérisons des maladies inespérées

De la synthèse générale de tous les travaux qui représente tous les travaux des siècles, il résulte que le corps humain est lui-même une pile *sui generis*, qui renferme des appareils aussi délicats que multiples, mais qui ne peuvent fonctionner qu'à condition de vivre dans la plus parfaite harmonie sous peine de compromettre l'équilibre qui doit régner entre eux et de créer ainsi une sommé des vibrations antiphysiologique.

Aujourd'hui, c'est connu, tout n'est que vibrations, la lumière n'est elle-même que le résultat de vibrations, et tel accident qui survient dans notre santé n'est qu'un trouble ou un arrêt dans l'émission des vibrations magnéto-électriques sous l'empire desquelles est placée la santé des hommes et des animaux. Les végétaux eux-mêmes participent à cette action magnéto-èlectrique, c'est ce qui explique leur affinité et leur action dans nos maladies.

Nous avons divisé notre travail en quatre parties.

La première comprendra la méthode inventée par Franklin, physicien célèbre de l'Amérique.

La seconde sera consacrée aux recherches et aux applications médicales de Galvani, chimiste italien.

Enfin la théorie des courants d'induction de Faraday, appliquée avec succès en France par Duchenser (de Boulogne) qui, malgré certaines erreurs, a su imposer cette forme d'électricité à l'aéropage médical officiel.

Chaque méthode a eu des succès, chacune a ses indications.

Les exposer au public, tel est notre but, et prouver leur efficacité par l'exemple des guérisons obtenues, telles seront nos conclusions.

Nous ajouterons quelques mots sur l'emploi des végétaux dans l'alimentation de l'homme et la cure de ses maladies.

CHAPITRE Ier.

De l'Electricité Statique ou Franklinisation.

Après avoir été très employée en médecine, l'électrisation statique avait été à peu près délaissée depuis la découverte de Faraday.

Hâtons-nous de dire qu'elle ne méritait ni cet excès d'engouement ni cet injusticiable abandon.

Aussi est-ce avec une véritable satisfaction que les médecins qui n'avaient pas obtenu des procédés de Duchenne, ce qu'ils étaient en droit d'en attendre, ont vu reparaître dans la pratique médicale l'Electricité Statique.

Ce qui caractérise cette forme d'électricité, c'est sa forte tension, mais en somme, ses effets ne diffèrent pas notablement de ceux obtenus par les courants induits maniés par une main habile.

L'électricité statique s'obtient par le frottement d'un plateau de verre ou d'ébonite entre des coussins ou de petits balais métalliques sur une surface divisée ou non en parties isolantes et conductrices.

Plusieurs sortes d'appareils existent parmi lesquels la machine Carré tient un des premiers rangs. D'honorables fabricants parmi lesquels il faut compter la Maison Chardin de Paris, s'efforcent de perfectionner leurs appareils tout en abaissant leurs prix, mais il faut se garder de tomber dans les mains de ces fabricants aussi maladroits que malhonnêtes qui vendent directement aux malades ou par l'intermédiaire d'exploiteurs pseudo-médecins des appareils portatifs qui leur reviennent à 20 francs et qu'ils vendent 150 francs avec la manière de s'en servir.

Inutile d'ajouter que neufs, ces appareils marchent à peine et qu'ils se dérangent très facilement.

Ce que je dis pour les appareils d'électricité statique, est également vrai pour les autres formes d'électricité, rien n'échappe à la rapacité de ces malfaiteurs de l'humanité.

Quant aux malades, il va sans dire qu'ils ne guérissent pas ; après une certaine amélioration leur état devient pire qu'auparavant, c'est ainsi qu'il s'est présenté à moi un malade atteint d'un rétrécissement de l'urèthre, qui faisait, dit-il, usage de l'électrolyse depuis 3 mois sans résultat, avec un de ces petits appareils portatifs sans qu'il aie pu franchir son rétrécissement.

En six séances, avec l'appareil construit à cet effet par Chardin, le malade urinait à plein jet et depuis plus d'un an, la guérison s'est maintenue.

Mais revenons à l'électricité statique.

Le malade, placé sur un tabouret isolant, est mis en communication avec la source d'électricité. Le corps se charge alors d'électricité dont une partie se répand à sa surface et l'autre s'écoule dans l'air ambiant par les extrémités tenues du corps. C'est sous cette influence que l'on voit les cheveux se hérisser. C'est ce qu'on appelle le bain *électro-statique* qu'il ne faut pas confondre avec le bain électro-galvanique ou le bain faradique que nous verrons plus loin.

Le bain électro-statique est un grand calmant du système nerveux. Il convient aux femmes excitées et à certains neurasthémiques.

Si vous approchez du malade, placé sur le tabouret, une boule métallique, vous obtenez des étincelles qui seront d'autant plus longues que la boule sera tenue près d'une partie saillante comme le nez dans l'état physiologique ou les parties saillantes du corps dans l'acromégalie par cette raison que l'électricité a plus de facilité à s'écouler par les pointes.

C'est le procédé de l'*électrisation par étincelles*. C'est généralement le plus employé.

Il donne de très bons résultats dans les douleurs, la dyspepsie, en applications à l'épigastre, etc. ; on emploie aussi le frottement avec la boule dans les maux de reins, les rhumatismes musculaires, etc., etc. C'est au médecin, du reste, à déterminer le mode d'électrisation qui convient le mieux à son malade.

Il a encore à sa disposition, en variant les excitateurs, l'aigrette, le souffle, la douche qui, dans les mains du D_r Samuel, aurait donné d'excellents résultats dans le diabète. Enfin le praticien, à l'aide de l'Electricité Statique, combattra avec succès, le lumbago, la sciatique, les névralgies, la constipation, la chlorose et, par la production de l'ozone, que donne la machine en marche et dont l'odeur accuse la présence, il rendra aux malades menacés de phtisie les plus signalés services. Mais nous reviendrons plus loin, sur l'emploi particulier de l'ozone.

Ajoutons que les infiltrations, les œdèmes locaux, le gonflement qui accompagne l'entorse et certaines fractures sont plus vite résorbés par une bonne franklinisation que par le massage. Mais les deux procédés peuvent s'employer simultanément.

Les contractures, les paralysies musculaires *sine materia* sont également du ressort de l'électricité statique, mais ici on peut l'associer avec avantage soit à la galvanisation, soit à la faradisation. Le médecin reste seul juge de son emploi dans ces différentes formes.

Dans les affections mentales, au début, le bain électro-statique a rendu de grands services et n'a pas dit son dernier mot.

Enfin les convalescents, les vieillards apprécient les effets reconstituants de l'électricité statique qui agit par augmentation de la force vitale.

M. Chardin recommande, afin de donner le maximum d'effet à la machine, d'éviter les tapis, de ne porter sur soi ni chaîne ni bijoux, et, pour les femmes, de ne pas mettre de corset à buscs de métal, qui produisent des secousses désagréables, simple cas où l'on voudrait précisément obtenir ces secousses pour combattre certaines paralysies.

De même, on évitera les vêtements de velours et autres trop épais et on aura soin de ne pas se faire électriser avec des habits humides de pluie, ou de sueur.

Ozonisation.

Nous avons dit plus haut qu'une odeur spéciale (on la constate dans l'air après un orage) se dégageait d'une machine statique en marche. Que le médecin pouvait tirer de ce gaz, qui n'est autre chose que de l'oxygène électrisé, un excellent remède. L'ozone et son application constituent l'ozonisation.

D'après les observations les plus récentes, l'ozone détruirait rapidement le bacille de la tuberculose, sans effet nuisible pour le malade. Cependant, son emploi devra être réglé car il congestionne les poumons.

Il est aussi utile, avec les précautions voulues, dans l'anémie, la chlorose, les névroses, les dyspepsies, la goutte, la gravelle, et on dit même l'obésité.

La meilleure des précautions est de faire respirer au malade, en même temps que l'ozone, de l'air atmosphérique et, pour ce, faire placer le malade dans une chambre petite où il respirera en même temps l'air de la chambre et l'ozone se dégageant d'une machine en marche placée près de lui.

L'ozone se dégage aussi par le passage d'une étincelle produite par une bobine d'induction, ce qui a déterminé les fabricants à produire des *ozomurs* pour le traitement des maladies par l'ozonisation.

Il y a un choix à faire entre les différents ozomurs. S'ils présentent tous cet avantage que le malade respire l'ozone par une petite embouchure et peut prendre telle position qui lui est le plus commode, ils ont, à mon humble avis, l'inconvénient de ne pas permettre à l'air ambiant de pénétrer dans le poumon, sans interrompre l'aspiration de l'ozone par l'embouchure de l'appareil. Or, j'ai vu des phtisiques au premier degré qui n'avaient jamais eu d'hémopthisies, cracher abondamment le sang après une séance d'ozonisation mal réglée.

L'expérience du médecin remédiera à cet inconvénient.

CHAPITRE II.

De l'Electricité galvanique,
courants de piles ou courants continus.
Galvanisation.

Les courants provenant directement d'une pile varient d'après la pile d'où ils émanent.

La difficulté de leur maniement, leur inconstance et les soins d'entretien des piles retardèrent leur progrès et permirent aux courants induits (Faraday), d'un maniement plus facile et d'un entretien moins couteux, ainsi que de la supériorité, l'énergie de leurs effets, de prendre le dessus dans la pratique médicale, sous l'impulsion de Duchenne, de Boulogne.

Il a fallu que les guérisons obtenues par Aldini fussent confirmées par les expériences des Drs Hiffelsheim et Remak, et rappelassent l'attention des médecins sur la valeur thérapeutique des courants de piles ou courants continus.

Dans la pratique on se sert plutôt de cette dernière expression, parce que là ou les piles peuvent servir aussi à actionner des courants induits comme nous le verrons au chapitre III.

Hiffelsheim, en France, se servait de la pile au sulfate de plomb, Remak, en Allemagne, modifia la pile de Daniel pour l'usage thérapeutique.

Onimus et Legros, qui vulgarisèrent dans notre pays l'usage des courants continus, Bocqueval, Pouillet, Faraday lui-même, démontrèrent que la production d'électricité est due aux actions chimiques qui se passent dans les corps mis en présence et excités par un liquide qui agit différemment sur chaque métal.

Il en résulte qu'on doit, pour obtenir une bonne pile, chercher à associer deux métaux dont l'un soit fortement attaqué et l'autre au contraire le moins possible.

Le zinc est généralement choisi comme le métal le plus facilement attaquable ; le cuivre et le platine comme ceux qui le sont le moins. Mais le platine est cher et si on ne veut pas se servir du cuivre, on emploie tout simplement le charbon.

La nature de l'action chimique influe sur l'intensité du courant. Ce qui importe au médecin, c'est de savoir que le métal le plus attaqué prend toujours l'électricité négative représentée par le signe — . Au contraire, l'électricité positive représentée par le signe + sera du côté du métal le moins attaqué.

Ce principe est important à retenir dans la pratique.

Il faut aussi veiller à la constance de la pile en évitant le dégagement des gaz et l'altération des surfaces métalliques par des dépôts de métaux nuisibles.

Je ne décrirai pas les différentes piles ou éléments qui ont été employés en médecine, me bornant à citer l'élément Grenet au bichromate de potasse qui sert aussi à actionner les appareils d'induction.

Les éléments Marié Davy aux sels de mercure et au sulfate de plomb. Enfin M. Gaiffe a fait une pile au chlorure d'argent spécialement destinée à la production des courants continus.

Les effets chimiques de n'importe quelle pile sont indiqués par le voltamètre. Ils sont à éviter en pratique, sauf le cas où l'on voudrait détruire certains tissus hétérogènes.

La tension d'une pile dépend de la force et du nombre des éléments employés.

Plus la tension est grande, plus les courants qui émanent de la pile pourront facilement traverser un corps mauvais conducteur. Or, le corps humain étant mauvais conducteur, il est important que les courants aient une forte tension.

On mesure la tension électrique à l'aide du galvanomètre.

Pour utiliser les courants, on a construit des appareils compliqués et difficilement transportables. Pourtant celui construit par M. Gaiffe qui n'est composé que de 30 à 40 éléments au chlorure d'argent est très portatif. De même l'appareil de ce fabricant à courants constants et continus au proto-sulfate de mercure remplit les conditions voulues, et est en même temps d'un prix plus modéré.

Tous les autres appareils plus ou moins compliqués et naturellement chers, comme est celui de Ruhmkorff, par exemple, sont plutôt employés pour des recherches de laboratoire. Le dispositif, dans ce dernier, permet de varier à volonté la quantité d'électricité et d'en étudier ainsi les effets d'une manière plus certaine.

Dans ces dernières années, M. Chardin, de Paris, a étudié l'action des piles au bi-sulfate de mercure, ce qui lui a permis d'établir des types divers d'appareils que la pile au proto-sulfate ne permettait pas. Avec les appareils de Chardin et grâce aux précautions qu'il recommande, il est facile d'éviter l'action chimique de la pile à courants continus, c'est-à-dire de la production d'une eschare au pôle négatif qui avait nui jusque-là aux applications des courants continus.

Il est important pour le médecin de déterminer le sens des courants ; ainsi le courant ascendant sur la colonne vertébrale sera déterminé par l'application du pôle + aux environs du sacrum et du — près de la nuque.

Il est hyperthrophique et excitant, il est peu employé dans le cas que j'ai pris pour exemple. Mais, au contraire, dans les céphalalgies opiniâtres, certaines congestions, des excitations cérébrales neurasthéniques ou au début de certaines vésanies, le courant descendant rendra de très importants services. A cet effet le pôle + sera placé près de la nuque, et le pôle — près du sacrum. La durée de la séance de 5 à 10' en ayant soin de changer le — au moins une fois de place pour éviter l'eschare. Le médecin déterminera le nombre de milli-ampères à employer d'après l'intensité de la maladie.

Le courant descendant est calmant et atrophique. On agit aussi sur une région malade en plaçant un pôle sur la colonne vertébrale, l'autre *loco dolenti*. Le choix du + ou du — sera déterminé par le médecin.

Les appareils ne produisent pas tous le même nombre de milli-ampères. Ceux fabriqués par M. Chardin correspondent 12 éléments = 30 m. a.

$$
\begin{array}{rcr}
18 & \text{»} = & 50 \\
24 & \text{»} = & 90 \\
32 & \text{»} = & 120 \text{ à } 150 \\
50 & \text{»} = & 200 \\
\end{array}
$$

On a rarement besoin de plus dans les applications externes.

Je ne puis omettre de citer en terminant ce qui se rapporte aux piles, les batteries simples à courants continus de Gaiffe munies d'un galvanomètre et actionnées par le bi-oxide de manganèse et chlorure de zinc. Ces appareils ont été fabriqués de manière à pouvoir être laissés entre les mains du malade. Un collecteur rectiligne permet de faire entrer successivement tous les couples dans le circuit sans produire d'intermittence.

Applications.

Il appartient au médecin seul de faire les applications des courants à moins qu'il ne charge quelqu'un de l'entourage de le remplacer. Dans ce cas il explique à son remplaçant comment il entend que les pôles soient appliqués, la durée de l'application, le nombre de milli-ampères à employer et les précautions à prendre, pour éviter l'action chimique de sa pile.

Du bain galvanique.

Nous avons parlé dans le chapitre Ier du bain électro-statique, ici c'est tout autre chose. Mais on a souvent confondu le bain faradique avec le bain galvanique.

M. Chardin fait remarquer que le seul bain électrique qui mérite ce nom est le bain du Dr Gartner dont la baignoire est divisée en deux compartiments formés par une cloison transversale percée d'une ouverture circulaire. Un diaphragme en caoutchouc enserrant le corps du malade, au niveau de l'orifice achève l'isolement et permet au courant de s'épandre suffisamment à la surface du corps sans déperdition sensible. Ce courant est facile à graduer. Il faut rester au-dessous de 200 milli-ampères si l'on veut éviter une sorte d'urticaire, ou, au moins, un exanthème cutané qui est la limite que l'on ne peut dépasser sans inconvénient.

M. Gartner aurait guéri, par ce moyen, des rhumatismes invétérés et introduit dans l'organisme du sublimé, du sulfate de fer, etc.

Electrolyse.

L'action chimique de la pile que nous cherchons à éviter dans les applications externes est, au contraire, *recherchée par nous pour la cure de la métrite, des rétrécissements, et pour certaines opérations chirurgicales.*

C'est ce qui constitue l'électrolyse.

Laissant de côté ce qui ressort à la chirurgie pour le reprendre dans un autre travail, nous ne voulons envisager l'électrolyse médicamenteuse *que dans les maladies utérines et dans les rétrécissements de l'urèthre.*

Partant de ce principe que le pôle + produit une eschare sèche, dure et rétractile et, par conséquent, qu'il solidifie les substances albumineuses, tandis que le pôle — produit, au contraire, une eschare molle et non rétractile, le médecin est alors maître de diriger son opération suivant l'état des parties malades dans toutes les cavités closes où il voudra agir efficacement.

Pour l'utérus, les deux pôles sont réunis sur une seule tige mais placés l'un au-dessus de l'autre, de sorte qu'il n'y a qu'une tige à introduire dans le sol électro de bi-polaire.

Pour l'urèthre, on peut placer l'un des pôles sur la cuisse du malade, et l'autre, représenté par une sonde spéciale, sera introduit dans le canal jusqu'au rétrécissement à franchir.

Indépendamment de son action curative, l'électrolyse jouit aussi d'un pouvoir microbicide certain, et si on se sert d'électrodes en cuivre pur, le pôle positif dégage de l'oxichlorure de cuivre à l'état naissant qui jouit d'une grande puissance hémostatique.

L'électrolyse cuprique ne doit être renouvelée que tous les 10 ou 15 jours, la séance ne pas durer plus de 10 à 30 minutes et l'intensité du courant ne pas dépasser 50 milli-ampères.

Après l'opération, une irrigation d'eau chaude de sublimé à 2 millièmes assurera l'antisepsie.

D'autres métaux ont aussi été proposés comme le fer, l'argent, qui agiraient de la même façon que le cuivre.

On peut aussi par l'électrolyse introduire dans l'économie une certaine quantité de substances médicamenteuses, et bien que les quantités de ses médicaments introduits par l'électrolyse soient très faibles, elles produisent des effets supérieurs à ceux de l'ingestion stomacale à plus haute dose, sans doute, en raison de la localisation du médicament.

D'après le Dr Foveau de Couronelles, le pôle qui doit être introduit dans l'utérus supporte un tube porte-remède que l'on met en contact direct avec la partie malade. Mais ce savant électricien, au lieu de se servir d'une seule tige portant les deux pôles, place celui qu'on n'introduit pas dans la cavité en pôle perdu sur la cuisse, le ventre ou toute autre partie du corps.

C'est ce qu'il appelle la *bi-électrolyse*.

D'après le Dr Bergonié, l'emploi du courant faradique associé à l'électrolyse et même le simple massage musculaire favoriseraient ce traitement.

Le galvanomètre est un instrument indispensable destiné à mesurer l'intensité des courants. Il y en a de plusieurs sortes, mais tous concourent au même but, et tous, avant de les mettre dans le circuit, doivent être ramenés à zéro.

Indications.

Les partisans des courants continus, les emploient dans une foule de cas ou les courants induits (faradisation) donneraient de meilleurs résultats, tels les anesthésies des nerfs périphériques, la crampe des écrivains, certaines paralysies, la chorée, l'atrophie musculaire. Mais l'indication véritable des courants continus sont les névralgies, la migraine, les céphalées opiniâtres, l'hystérie, la neurasthénie, voire l'épilepsie et même le tétanos.

Onimus et Legros ont essayé, sans succès, les courants continus dans l'ataxie locomotrice chez deux sujets qui avaient été atteints précédemment d'accidents syphilitiques et ils se demandent si la raison de leur insuccès ne serait pas dans la préexistence de la syphilis ?

Mais quand on pense que sur 100 tabétiques, il y a 90 syphilitiques (Fournier), il faut rejeter les courants continus du traitement de l'ataxie locomotrice (tabes dorsalis).

Dans un autre cas, où il n'y avait pas eu de syphilis, mais un simple rhumatisme articulaire, l'amélioration a été assez notable pourtant pour encourager le praticien à essayer les courants continus en l'absence d'accidents syphilitiques.

Il y a encore beaucoup d'autres cas où les courants continus sont susceptibles de rendre bien des services. Il appartient au médecin traitant de déterminer et si cette application doit être faite.

CHAPITRE III.

De l'Electricité faradique ou courants d'induction, intermittents. — Faradisation.

Ces courants peuvent être produits par un électro-aimant, c'est-à-dire par des bobines tournant autour d'un aimant central, mais nécessitant l'intervention d'une tierce personne pour tourner la manivelle.

Mais ils peuvent aussi être engendrés par une ou plusieurs piles dont les deux pôles aboutissent dans une bobine d'induction qui transforme, par l'adjonction d'un trembleur, le courant de la pile lequel, au lieu d'être continu, devient dès lors intermittent et réalise le procédé de l'électro-aimant sans l'intervention étrangère d'un aide.

Ce courant est d'une grande tension, sa puissance résulte de la longueur et de la finesse plus ou moins grande des fils de la bobine, et l'appareil a également un moindre volume que celui qui contient son aimant. Il n'a d'autres inconvénients que les soins à donner à la pile.

On gradue la puissance du courant par un tube en métal que l'on tire plus ou moins hors de la bobine.

M. Chardin construit dans ce genre des appareils perfectionnés et très portatifs.

Sous l'impulsion du Dr A. Tripier, M. Gaiffe a construit un appareil à chariot dans lequel les fils de diverses grosseurs, au lieu d'être enroulés sur la même bobine, occupent chacun une bobine spéciale, qui glissent à volonté sur la bobine centrale ou inductrice, tandis que les autres sont des bobines induites.

Tout le système de la machine, interrupteur, trembleur, etc., est fixé à la bobine inductrice.

Cet appareil, parfait pour le cabinet, est moins portatif que le précédent, mais il présente l'avantage que, si la bobine induite est une bobine à gros fil, on pourra affirmer que le résultat obtenu est dû à la grosseur de ce fil, tandis qu'il n'en saurait être de même quand des fils de diverses grosseurs sont enroulés sur la même bobine.

M. Chardin construit aussi des appareils à chariot qu'il s'est efforcé de réduire au plus petit volume possible pour la facilité du transport.

Dans les appareils d'induction, outre le trembleur qui donne des intermittences régulières, on ajoute un interrupteur spécial qui permet de rompre le circuit d'un courant ou de le renverser.

C'est surtout dans les appareils à courants continus que ces interrupteurs sont utilisés, et c'est ainsi que feu le Dr Chéron avait recommandé l'interruption rythmée du courant continu en gynésologie, ce qui correspondait à un courant faradique graduable et variable à volonté ; tandis que les secousses déterminées par l'action du trembleur se perpétuent d'une façon régulière et toujours de même rythme.

Les courants faradiques sont plus employés que les courants continus. Ils répondent à des indications précises et présentent cet avantage qu'ils n'affectent que les points touchés. Ils permettent ainsi au médecin de soumettre à leur action une partie quelconque du corps. C'est ce qui constitue l'électrisation localisée.

Indications.

Laissant de côté les accouchements dans lesquels les courants induits peuvent rendre des services et remédier à l'atonie de l'utérus pendant le travail et comme hémostatique après la délivrance, nous signalerons leur action sur la sécrétion lactée chez les nourrices. Egalement dans l'anémie provenant de l'altération où du ralentissement de la nutrition ; dans l'osmanonhée sous forme de *massage utérin*, avec l'électro de bi-polaire dont nous avons parlé ; dans l'anasarque pour faire résorber l'épanchement ; dans l'anasthésie ; dans les déviations utérines ; le prolapsus de l'organe ; l'aphonie nerveuse ou rhumatismale ; l'hémiplégie suite d'apoplexie. (Il est prudent de ne commencer le traitement que huit jours *au moins* après l'attaque) ; dans certaines arthrites où on peut même employer les courants sinus oïdum. Mais c'est surtout dans l'asphyxie et la syncope que la faradisation sera immédiatement utile.

L'asthme, l'*ataxie locomotrice* ou *tabas dorsalis* sont justiciables des deux sortes de courants. On peut dans cette dernière affection donner le bain faradique. L'atonie des organes : estomac, vessie, intestin, est soulagée si non guérie par les courants induits.

De même l'*atrophie musculaire*, les *ptoses diverses*, la *dilatation de l'estomac*, etc., rentrent aussi dans les médications que le médecin seul pourra préciser d'après l'état et le tempérament du malade.

Certains tics, notamment celui connu sous le nom de *bléphasospasme*, se trouvent mieux des courants continus.

Dans la léthargie, Duchenne recommandait l'électrisation du nerf phrénique. Il en est de même dans la *catalepsie* et l'*épilepsie.*

Les coliques de plomb (saturnisme) se trouvent bien des courants continus et induits alternés. Il en est de même pour les coliques hépathiques et néphrétiques.

M. Foveau de Couronelles préconise l'induction dans la coqueluche, en modifiant l'intensité du courant suivant la sensibilité de l'endroit qu'on électrise : larynx, poitrine, toute la région présternale, le pôle + restant fixé à la nuque. La crampe des écrivains où les deux courants (induits et continus) peuvent être employés.

Dans certaines neurasthénies avec dépression cérébrale, le courant induit sous forme de casque vibrant (Gilles de la Tourette) a rendu des services signalés.

La dysmenorrhée, l'avosalgie, l'entéralgie, réclament, suivant les cas dont le médecin est seul juge, tel ou tel courant.

La faiblesse génitale, l'impuissance par atonie se trouvent bien de la faradisation et du bain faradique, quoique les courants continus aient donné aussi de bons résultats à l'aide du pinceau métallique.

Le Dr Verrier, suivant en cela les indications du Dr Vigoureux, a obtenu trois guérisons de goître exopthalmique par les courants induits.

La faradisation a été employée dans la goutte, ainsi que les courants sinusoïdaux et les bains hydro-électriques, non sans quelques succès. Les hémorrhagies utérines, en dehors de l'accouchement, sont aussi du domaine thérapeutique de la faradisation.

La faradisation facilite la résorption de l'hydarthrose du genou comme de tous les épanchements. L'incontinence d'urine traitée par les deux sortes de courants, prouve en faveur de la faradisation, et le Dr Désajon a obtenu de promptes guérisons par des intermittences lentes. Dans ces cas, le pôle + était appliqué sur la cuisse et le — dans l'urèthre jusqu'au col de la vessie à l'aide d'une sonde, ne laissant dépasser que l'olive terminale de l'électrode. On se rappelle que nous avons vanté la Franklinisation dans le lumbago, il faut aussi tenir en considération, dans le même cas, la faradisation.

Nous avons recommandé, dans les métrites, l'action des courants continus (voir plus haut), celle des courants induits suffit souvent, et donne aux vaisseaux la tonicité voulue pour qu'ils se contractent mieux et empêchent la diapédèze des globules blancs. (Foveau de Couronelles.)

On peut, du reste, associer les deux méthodes ; de même pour la migraine dont nous avons déjà parlé comme dans bien d'autres cas où l'emploi de tel ou tel courant n'est pas fatalement indiqué. Le médecin seul sera juge de l'opportunité de l'un ou de l'autre.

M. Katicheff, dans les *Archives d'électricité médicale*, a vanté la faradisation du grand sympathique chaque fois qu'il y a une hyperemie d'un organe dont les fibres vaso-motrices émanent de ce nerf.

Des faits cliniques nombreux assurent la supériorité de cette méthode sur la galvanisation chaque fois qu'il s'agit de provoquer le resserrement des vaisseaux dilatés de tous les organes thoraciques, abdominaux ou utérins.

La durée de cette faradisation ne doit pas dépasser dix minutes. On juge de l'effet produit en observant le pouls soit à la carotide, soit à la sadiale.

Nous avons déjà parlé de la neurasthénie. Les trois formes d'électricité vulgaires pourront être employées. Nous avons donné notre avis sur l'utilité du casque vibrant, bien qu'un peu abandonné aujourd'hui à la Salpétrière.

Diverses sortes de névralgies cèdent à l'emploi de la faradisation, même certaines

névrites périphériques avec atrophie consé-
cutive.

Dans les paralysies consécutives aux toxé-
mis, la faradisation sera préférée à la galvanisation.

Dans le rhumatisme, on retrouve l'indication des trois formes d'électricité, avec le bain
électrique et l'électrolyse médicamenteuse.
Dans les contractures des extrémités, les tics
convulsifs douloureux, le torticolis, le trem-
blement parkinsonnien et autres, les vomis-
sements incoercibles et nerveux sont aussi
du ressort de la faradisation. Enfin les deux
méthodes ont été heureusement combinées
dans les varicocèles par le Dr Niederhold.

Les tumeurs fibreuses du bas ventre ont
été diminuées ou arrêtées dans leur évolution
progressive et sont même complètement dis-
parues quand elles n'étaient pas trop volu-
mineuses. Et si la constitution de la tumeur
s'est laissée influencer par l'élément électro-
lytique, l'électrolyse amenant ainsi un trouble
de nutrition dans la tumeur, dans ce cas, le
malade peut éviter une opération sanglante
que beaucoup de personnes craignent non
sans raison.

Que conclure après cet exposé ? Sinon que
les partisans de l'électrisation à outrance,
font rentrer à peu près toutes les maladies
dans les médications de l'électricité, et de

plus, qu'ils emploient indifféremment les courants continus ou les courants induits.

Pourtant un médecin instruit et prudent saura faire la part de l'exagération des spécialistes et rapporter à chaque forme de courant ce qui lui appartient réellement.

La pratique seule aidera à discerner ce qui ressortit aux uns et aux autres.

Dès 1896, MM. d'Arsonval et Charrin annonçaient à la Société de Biologie que les courants de haute fréquence diminuent d'abord la vitalité du bacille pyocyanique et du bacille de la diphtérie. Puis ils les tuent et détruisent leurs toxines.

L'action destructrice des microbes et de leurs toxines est admise aujourd'hui par tous les savants. Seules les effluves bi-polaires peuvent agir ainsi. Ces effluves agissent préalablement en détruisant sur place les bacilles *tuberculogène ou autres*, tout en modifiant profondément la vitalité de l'organe malade, et l'organisme en général. En associant au traitement électro-thérapique ces médications reconstituantes comme la viande crue et l'aération balsamique permanente, je pense qu'on est en droit d'espérer la guérison d'un grand nombre de cas de tuberculose et d'affections microbiennes.

Loin de nous l'idée de faire de l'électricité une panacée, mais notre expérience nous permet d'affirmer, qu'aidée de la méthode naturelle, elle est le meilleur de tous les traitements dans bien des circonstances, ou la médecine allopathique échoue constamment.

CHAPITRE IV.

Exposé rapide de la méthode naturelle.

Nous admettons, avec M. le professeur Bouchard :

1º Des maladies provenant d'un trouble de la nutrition ou d'un défaut d'élimination, comme sont : la goutte, la gravelle, le rhumatisme, la lithiase biliaire, l'obésité, le diabète, etc.;

C'est à cette première division que s'applique surtout notre *méthode naturaliste ;*

2º Des maladies provenant de causes morbides mécaniques, physiques ou chimiques, comme les blessures qui ouvrent la porte à l'invasion des microbes externes et surtout les empoisonnements ;

3º Enfin, des maladies infectieuses par microbes, virus, etc., telles sont : la phtisie, la fièvre typhoïde, le choléra, la diphtérie, etc.

Ici la méthode naturaliste et rationnelle agissant comme moyen hygiénique constituera une excellente prophylaxie.

L'analyse des urines a éclairé d'un jour nouveau la conception des maladies et les anciens médecins qui traitaient les malades après l'inspection de leurs excrétions, avaient leur raison pour agir ainsi.

C'est surtout depuis l'extension du régime animalisé que le conduit intestinal est devenu un véritable laboratoire de poisons et que, chaque cellule vivante, est devenue une fabrique permanente d'abaloïdes toxiques.

Notre méthode a précisément pour effet d'amoindrir la production de ces ptomaïnes et de ces bucomaïnes qui est un acte constant qui accompagne le dédoublement des albuminoïdes qu'on retrouve en partie dans l'urine, les selles et les sueurs des malades, surtout lorsque ceux-ci ont fait usage d'une alimentation carnée.

Lorsque les émonctoires fonctionnent normalement, l'élimination des produits toxiques s'accomplit régulièrement et l'homme jouit d'une santé parfaite.

Mais que l'excrétion par les reins, les intestins, la peau, vienne à être enrayée, vite nous voilà aux prises avec la maladie, car ces produits, lorsque n'étant plus éliminés, agissent sur les centres nerveux et deviennent la cause de toutes les maladies par trouble de la nutrition ou défaut d'élimination.

Au début, les troubles fonctionnels sont légers et peuvent passer inaperçus, mais à la longue ils aboutissent à la goutte, à la gravelle, au rhumatisme, à l'obésité, au diabète, etc.

La sclérose des artères et du cœur ne tarde pas à intervenir et l'irritation du système nerveux, déterminé par ces poisons, provoque des névrites, des névralgies et jusqu'à des névroses, sans compter le cortège habituel des dyspepsies, de troubles cérébraux, de maladies de la peau, causés par ces produits toxiques non éliminés.

Pour éviter les maladies qui résultent de cet empoisonnement, il est indispensable de réduire à son minimum la production de ces poisons, et, pour cela, *choisir une alimentation végétale* qui produit beaucoup moins de toxines et y joindre les féculents.

Il faut en un mot revenir au *bon vieux temps,* car, comme disait le Dr Toussaint, les vieux remèdes ont du bon, et c'est à tort qu'on les a remplacés par des préparations pharmaceutiques compliquées dont le moindre défaut est de coûter très cher aux malades quand elles n'attentent pas à leur santé, sans compter les erreurs de posologie qui ont fait tant de victimes.

Avec le régime végétarien, rien de tout cela à craindre, le prix de revient est pour ainsi dire insignifiant, et l'on trouve dans les haricots, les choux et autres légumes suffisamment d'azote pour remplacer la viande sans en avoir les inconvénients, et dans les farineux, pommes de terre, riz, pain complet et les éléments féculents indispensables à l'entretien de la santé.

Les fruits auront aussi leur indication dans la thérapeutique naturaliste qui était celle de nos pères, et l'on sait qu'ils étaient plus robustes que nous et que, bien qu'avec une hygiène publique inférieure, ils vivaient plus longtemps.

Le lait et les œufs font aussi partie de cette alimentation nouvelle et indispensable pour conserver et rétablir la santé.

Le lait, en effet, est de tous les aliments celui qui fournit le moins d'eptomaïnes, et les œufs, outre le fer qu'ils contiennent, renferment la fameuse lécitine dont les thérapeutes modernes dénaturent la valeur en l'isolant pour en faire des préparations spéciales qu'ils vendent très cher.

De même que le grand laboratoire de la nature, fournit des eaux minérales qui guérissent ; de même le pharmacien qui, bien que connaissant la composition des dites eaux, tenterait de les imiter, perdrait son temps et son argent sans arriver à guérir le malade.

Jamais le bi-carbonate de soude mis en bouteille ne pourra remplacer l'eau minérale naturelle de Vichy.

Il en est de même pour les médicaments contenus dans les végétaux, les féculents, les fruits, lesquels ordonnés et choisis d'après notre méthode, pour telle ou telle maladie (méthode naturelle du Dr Gelma), guériront toujours le malade et sans aucun danger.

Le Dr Gelma ajoute à sa méthode si simple et si efficace les diurétiques naturels, les sudorifiques, les dépuratifs, qu'on trouve dans les campagnes, et la série des purgatifs qu'il choisira d'après la maladie et le tempérament du malade ; le tout, afin de faciliter l'élimination du poison, cause de la maladie.

Les bains d'eau tiède, en débarrassant le corps des produits de la sudation, facilitent aussi l'élimination par la peau.

Le bain de vapeur peut trouver également son indication, mais il fatigue le malade et le médecin seul reste juge de son emploi.

Nous insistons sur les purgatifs salins alcalins, dans tous les cas où le malade est atteint d'une insuffisance rénale, car la voie intestinale supplée, dans ce cas, à celle du rein, et il faudrait pouvoir obtenir des selles liquides tous les jours.

Or, nous trouvons encore ce genre de purgatif dans la nature dont nous savons faire un choix judicieux, de préférence aux sels composés de la pharmacopée chimique qui pourront, néanmoins, dans certains cas, être pris à l'état simple tels que la nature les produit, ou tels qu'on les trouve dans certaines eaux minérales naturelles combinées à d'autres substances.

Par notre méthode, et pour conclure, loin de dire qu'un abîme infranchissable s'est créé entre l'ancienne et la nouvelle médecine, nous rattachons, au contraire, les les liens de la tradition et nous prouvons par l'usage des médicaments naturels, que le labeur des temps passés n'est pas perdu, et que ce que les thérapeuthes appellent la médecine moderne n'est qu'une malsaine imitation que celle que la nature a répandue partout autour de nous dans nos jardins, dans nos forêts et dans nos champs.

Nous conservons ainsi l'immense héritage que les anciens médecins avaient accumulé pendant le cours des siècles, tout en reconnaissant les réels progrès que l'anatomie et la physiologie ont fait depuis lors, mais que la thérapeutique avait en vain cherché à imiter.

Pour finir, je rapporterai un mot de Mahomet dans le Coran, c'est que « Dieu n'a pas créé une maladie sans qu'elle n'aie son remède à côté » et ce remède est dans la nature même. C'est au médecin qu'il appartient de le trouver, c'est ce que nous avons la prétention d'avoir fait.

Dr GELMA.

PRINCIPALES MALADIES

Traitées victorieusement

par la MÉDECINE ÉLECTRIQUE

Troubles des organes génitaux de la femme. — Congestion de l'utérus. — Aménorrhée. — Dysménorrhée. — Leucorrhée. — Dyspnée. - Asthme. — Emphysème. — Coqueluche. — Dyspnée d'origine cardiaque. — Dyspnée d'origine rénale. — Névroses du cœur. — Palpitations. — Angine de poitrine. — Goître exophtalmique. — Grippe ou Influenza. — Coryza chronique. — Ozène ou Punaisie. — Bronchite chronique. — Phtisie pulmonaire et laryngée. — Gastralgie, — Dilatation de l'estomac. — Gastrite chronique. — Dyspepsies. — Constipation. — Diarrhée. — Congestion des reins. — Coliques néphrétiques. — Congestion du foie. — Colique hépatique. — Goutte et rhumatisme. — Congestion cérébrale. — Hémorrhagie cérébrale, — Paralysie. — Maladies chroniques de la moelle. —Ataxie locomotrice progressive.— Scléroses. — Myélites chroniques. — Atrophie musculaire progressive. — Paralysie infantile. — Paralysie agitante. — Hystérie. — Chorée. — Migraine. — Epilepsie. — Neurasthénie. — Névralgies diverses, faciale, intercostale, sciatique. — Diabète sucré. — Anémie, Chlorose. — Maladies des articulations. — Arthrite. — Ankylose. — Déformations articulaires. — Impuissance virile. — Tumeurs fibreuses de la matrice, fibromes utérins. —Rétrécissements et écoulements chroniques du canal de l'urètre.

PRINCIPALES MALADIES

Traitées victorieusement

par la MÉDECINE ÉLECTRIQUE

Troubles des organes génitaux de la femme. — Congestion de l'utérus. — Aménorrhée. — Dysménorrhée. — Leucorrhée. — Dyspnée. — Asthme. — Emphysème. — Coqueluche. — Dyspnée d'origine cardiaque. — Dyspnée d'origine rénale. — Névroses du cœur. — Palpitations. — Angine de poitrine. — Goître exophtalmique. — Grippe ou Influenza. — Coryza chronique. — Ozène ou Punaisie. — Bronchite chronique. — Phtisie pulmonaire et laryngée. — Gastralgie, — Dilatation de l'estomac. — Gastrite chronique. — Dyspepsies. — Constipation. — Diarrhée. — Congestion des reins. — Coliques néphrétiques. — Congestion du foie. — Colique hépatique. — Goutte et rhumatisme. — Congestion cérébrale. — Hémorrhagie cérébrale, — Paralysie. — Maladies chroniques de la moelle. — Ataxie locomotrice progressive. — Scléroses. — Myélites chroniques. — Atrophie musculaire progressive. — Paralysie infantile. — Paralysie agitante. — Hystérie. — Chorée. — Migraine. — Epilepsie. — Neurasthénie. — Névralgies diverses, faciale, intercostale, sciatique. — Diabète sucré. — Anémie, Chlorose. — Maladies des articulations. — Arthrite. — Ankylose. — Déformations articulaires. — Impuissance virile. — Tumeurs fibreuses de la matrice, fibromes utérins. — Rétrécissements et écoulements chroniques du canal de l'urètre.